Desintoxicación a base de té

Guía para principiantes y plan de acción Dieta limpiadora de té verde para bajar de peso - Solución de desintoxicación herbal natural (Libro en español / Tea Cleanse Spanish Book)

Por Jennifer Louissa

Para más libros visite:

HMWPublishing.com

Descargue otro libro de forma gratuita

Quiero agradecerle por comprar este libro y ofrecerle otro libro (tan largo y valioso como este libro), "Errores de Salud y Fitness Que No Sabe Que Está Cometiendo", completamente gratis.

Visite el siguiente enlace para registrarse y recibirlo: www.hmwpublishing.com/gift

En este libro, voy a desglosar los errores más comunes de salud y fitness que probablemente esté cometiendo en este momento, ¡y le revelaré cómo puede llegar fácilmente a la mejor forma de su vida!.

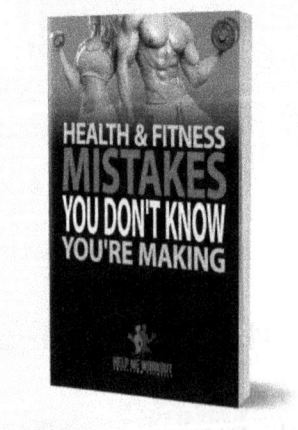

Además de este valioso regalo, también tendrá la oportunidad de obtener nuestros nuevos libros de forma gratuita, ingresar en concursos y recibir otros valiosos correos electrónicos de mi parte. De nuevo, visite el enlace para registrarse: www.hmwpublishing.com/gift

Tabla de Contenido

Descripción del Libro 7

Introducción 9

Capítulo 1: ¿Qué son las toxinas? 13
Las Diferentes Fuentes De Toxinas 16
¿Cómo Le Afectan las Toxinas? 21

Capítulo 2: El Té para Limpieza en Resumen 23
¿El Verdadero Té Para La Limpieza? 24
Fortalece Su Sistema Inmune 28
Reduce el Apetito 28
Ayuda Al Cuerpo En La Digestión 31
Lo Que Sucede Dentro De Su Cuerpo Durante La Limpieza 32
Sugerencias Importantes Antes De Comenzar Limpieza con Tés 33

Capítulo 3: La Verdad Sobre Las Bolsitas De Té 36

Capítulo 4: Los Mejores Tipos De Tés Para La Limpieza 44

Capítulo 5: Los Beneficios del Té de Limpieza .. 49
    Té verde: 50
    Té negro: 51
    Té darjeeling: 51
    Té floreciente: 52
    Te blanco: 53

Capítulo 6: Adecuada Elaboración Del Té 54
    Agua 54
    Tipos de Teteras 55
    Tiempos y Temperatura 57
    Directrices 59

Capítulo 7: La Clasificación de Sus Hojas de Té 64

Capítulo 8: ¿Cómo Elegir El Té Adecuado Para Desintoxicación? 70
    ¿Hojas De Té Completas O Rotas? 70
    ¿Cuáles Son Los Beneficios Del Té Que Está Buscando? 72

Capítulo 9: Plan de Limpieza 81

Capítulo 10: Recordatorios y Aprendizajes 85

Conclusión 92

Últimas Palabras **94**
SOBRE EL CO-AUTOR **96**

Descripción del Libro

Han habido muchos viajes al gimnasio y nunca se convirtieron en su rutina diaria. El gimnasio es bueno hasta que su escuela comience nuevamente o su jefe comience a darle más trabajo, y se da cuenta de que no hay tiempo para eso en su rutina apretada, y siente la grasa innecesaria bajo su toque.

Los planes de dieta están pegados en su refrigerador y probarlos ha sido difícil. Comer frutas y verduras es divertido hasta que siente el letargo y la debilidad. No es demasiado tarde cuando siente que los cambios de humor vienen directamente hacia usted, y un poco antes de tiempo, se encuentra comiendo la comida grasosa del lugar de comida chatarra más cercano. Al leer esto, sabrá una manera fácil de perder peso y eliminar toxinas.

No hay nada más triste que sentirse impotente y no poder hacer nada al respecto. Este libro lo guiará paso a paso y lo iluminará acerca de una forma increíble de perder peso, y estará más que feliz de poder usarla.

En este libro, se le informará sobre:

- Qué son las toxinas y la forma en que son perjudiciales para su cuerpo

- Qué problemas enfrenta mientras pierde peso.

- Si las toxinas permanecen en su cuerpo, la forma en que le hacen daño.

- Los tés para limpieza son una manera muy simple de perder peso y acelerar su metabolismo.

Introducción

Si hay una cosa que no sabemos sobre las toxinas, es que tenerlas dentro de nuestros cuerpos en cierta cantidad puede hacer que sea suficiente para que se ganen la etiqueta de dañinas.

Es cierto que hay muchas maneras en que diferentes toxinas nos afectan, pero uno de los efectos más conocidos que tienen es que engordemos. Muchas de estas toxinas ingresan a nuestro sistema como un ingrediente de algunos alimentos no saludables que descaradamente elegimos.

Sin lugar a dudas, la mayoría de nosotros ya pasó por la etapa en la que solo elegimos culpar a otras personas y cosas. Admítalo, muchos de nosotros pensamos que culpar cualquier cosa que no sea usted hace que sea más cómodo, pero piense de nuevo. Independientemente de a quién acuse, aún no mejorará su salud.

Por lo tanto, pasamos a su impulso repentino de finalmente arreglar las cosas y realizar la limpieza con té, junto con otras opciones saludables, que entran de repente en escena. Pero, ¿qué es la limpieza del té? ¿Es una opción viable para mantener la pérdida de peso o solo le limpia desde el interior? Vamos a profundizar en los hechos sobre la limpieza del té; pronto descubrirá por qué el mundo antiguo lo apreció tanto. Gracias de nuevo por comprar este libro, ¡espero que disfrute leyéndolo y por favor no olvide dejarnos un comentario honesto ☺!

Además, antes de empezar, le recomiendo unirse a nuestro boletín de correo electrónico para recibir actualizaciones de próximos lanzamientos de libros o promociones. Usted puede inscribirse de forma gratuita, y como bono, recibir un regalo: ¡nuestro libro "Errores de Salud y Fitness que No Sabe que Está Cometiendo"! Este libro ha sido escrito para desmitificar, exponer los "qué hacer" y "qué no hacer" principales y, finalmente, para equiparlo con la información que necesita para estar en la mejor forma de su vida. Debido a la abrumadora cantidad de información errónea y mentiras de revistas y de "gurús" autoproclamados, se está volviendo cada vez más difícil obtener información fiable para ponerse en forma.

En lugar de tener que pasar por decenas de fuentes sesgadas y poco confiables para obtener información sobre su salud y bienestar. Todo lo que necesita para ayudarlo se ha desglosado en este libro, para que pueda entenderlo fácilmente y obtener resultados inmediatos con el fin de alcanzar sus objetivos deseados en el menor tiempo posible.

Una vez más, para unirse a nuestro boletín de correo electrónico gratuito y para recibir una copia gratuita de este valioso libro, visite el enlace y regístrese ahora:

www.hmwpublishing.com/gift

Capítulo 1: ¿Qué son las toxinas?

Hemos estado escuchando la palabra toxinas un tiempo tan largo que hemos aprendido a ignorar su verdadero significado o ni siquiera tratar de averiguar lo que significa.

Para muchos, las toxinas son las cosas que nuestro cuerpo de forma natural excreta como parte de la limpieza y la protección de sí mismo. Eso puede estar bien, pero eso responde, precisamente, a la pregunta.

Las toxinas son agentes nocivos que pueden ser ambientales, biológicos, e incluso autógenos. Lo que significa que provienen del medio ambiente (aire, agua, los alimentos que comemos, y también de los productos químicos que utilizamos en nuestra vida diaria) o de los subproductos de nuestros cuerpos. Estas cosas no causan ninguna otra cosa que daño. En resumen, son veneno para nosotros. En cuanto a las toxinas autógenas, estas son las toxinas con las que hemos nacido que se derivan de las generaciones de toxinas a las que nuestra familia está expuesta.

También es bueno para usted saber que las toxinas no sólo envenenan su cuerpo, sino que también envenenan su mente. ¿Cómo es eso? Se adentran en su sistema con cuidado; ni siquiera se sienten hasta que ya es demasiado tarde. En primer lugar, afectan su cuerpo poco a poco, lo que dificulta su funcionamiento también. Este efecto por sí solo ya puede conducir al estrés, que con nuestro cuerpo tratando de encontrar una manera de funcionar como debería, añada a esto su frustración de que últimamente, tiene la sensación de que algo no está funcionando.

El estrés no sólo le impide hacer su trabajo diario y a su cuerpo funcionar con regularidad, pero también arruina su patrón habitual, y si no se corrige, puede conducir al cansancio extremo. El cansancio extremo no le matará. Lo que lo va a matar son las complicaciones que a las que se expone. Ya ve, cuando una persona está agotada, su sistema inmunológico decae y se expone a un alto riesgo de contraer enfermedades. Esas enfermedades a las que está expuesto, con el tiempo le pueden matar. Estoy bastante seguro de que nadie quiere que le ocurra eso.

Estos venenos también tienen diferentes formas y fuentes, más o menos llegan hasta 600 variaciones, aproximadamente. Con una lista de venenos como esta se puede, más o menos, decir que casi todo lo que le rodea contiene toxinas. Entonces, ¿qué tiene que ver la comida con ellas?

Cuidar nuestra ingesta de alimentos nos ayuda a reducir las toxinas que entran o se producen en nuestro cuerpo. Quiero que quede claro, sin embargo, cuidar lo que comemos no nos ayuda demasiado con la expulsión de las toxinas de nuestro sistema. La única manera que tenemos nosotros de evacuar estas dañinas toxinas es a través de la orina y la defecación. En cuanto a la creencia de que el sudor ayuda en la eliminación de ellos, en realidad, no es así. Puede correr todo el día o encontrar una manera de sudar en exceso. Sí, logrará bajar de peso, pero las toxinas todavía estarán allí.

Las Diferentes Fuentes De Toxinas

Aire - Las toxinas del aire entran a través de nuestra piel y los pulmones.

• Cualquier compuesto orgánico en combustión* ya es una toxina, ya que produce alquitrán que viaja a través del aire y eventualmente daña los pulmones. Un buen ejemplo es alquitrán por fumar o en fumadores de segunda mano, palitos de humo relajante para masajes, para sesiones de yoga, e incluso clases de tai chi.

• El amoníaco que se puede encontrar en la orina animal que tiene días o cigarrillos.

• Productos de limpieza químicos, especialmente aquellos con fuertes humos como la lejía o el ácido muriático.

• Aerosoles químicos tales como ambientadores de aire.

• Los humos de los fuegos artificiales, productos basados en petroquímicos, lacas de uñas, lacas para el cabello, aire de cabinas de avión, el humo del tráfico, tintas de impresión y mucho más.

***compuesto orgánico** - cualquier compuesto sólido, líquido, o gaseoso que contiene carbono en sus moléculas.

Agua (no ingerida) - Las toxinas del agua entran a través de nuestros ojos, la piel y el aire.

• El cloro, cloroformo, sulfuro de hidrógeno y tricloroetileno que puede ser absorbido durante el baño, especialmente con duchas de agua caliente que le quitan los aceites naturales a nuestros cuerpos y exponen nuestros poros.

• Las cloraminas, tricloramina, trihalometanos, y otros compuestos de amonio (orina, loción, aceite de la piel, escamas de piel seca) que pueden ser absorbidas al bañarse en estanques, lagos, ríos, y el mar.

Agua (ingerida)

• El flúor, cloro, cadmio del agua del grifo, agua mineral, y agua de pozo.

- Comida

- Incluyendo las bebidas a base de jugo en polvo, café, té, frutas o verduras rociados con productos químicos por los cultivadores.

- Aditivos, colorantes alimentarios, glutamato monosódico (MSG), conservantes, saborizantes artificiales, edulcorantes artificiales y más, que se pueden encontrar en la comida normal comprada en la tienda.

Productos Químicos

- Medicamentos tales como antibióticos.

- Las vacunas que contienen mercurio o timerosal (mercurio orgánico).

- La tinta de tatuajes contiene mercurio.

- Los empastes de amalgama que contienen mercurio.

- Champú, acondicionador, maquillaje, loción, enjuague bucal que contienen conservantes como parabenos, propilparabenos, etilparabenos, metilparabenos que pueden desencadenar células cancerosas. Sulfatos, los agentes para preservación y espumantes que causan síntomas similares a la alergia, tales como dificultad en la respiración o urticaria. PEG o polietilenglicol, un suavizante, o portador de humedad espesante que reduce la humedad natural de su piel que lo deja más expuesto a bacterias.

El PEG o polietilenglicol, cuando está indicado en la etiqueta de los ingredientes, es generalmente seguido por un montón de números como PEG-40 o PEG-150. Cuanto mayor sea el número que sigue a las siglas PEG, más seguro es, porque el número más bajo significa que es mucho más fácil para que su piel lo absorba.

Es Bueno Saber: El cuerpo humano se expone a aproximadamente 200 tipos de productos químicos orgánicos diarios debido a la ingesta de alimentos y sus aditivos, el uso de productos de limpieza, artículos de higiene, e incluso el maquillaje.

¿Cómo Le Afectan las Toxinas?

La verdad es que hay muchos productos y cosas que usamos en nuestra vida cotidiana que contienen productos químicos. Estos productos químicos son potencialmente tóxicos, y cuando alcanzan cierto nivel, es cuando pueden afectarle. ¿Cómo es eso? Depende de la dosis o las cantidades de la misma que tengamos en nuestro cuerpo. A esto añádale el hecho de que, o bien optamos por ignorarlas o no tomamos precauciones contra sus efectos porque, bueno, no las vemos.

Nosotros, los humanos, estamos acostumbrados a reconocer el daño sólo cuando es grande y podemos ver que se avecina justo en frente de nuestros ojos. Hasta entonces, todo parece ir viento en popa para nosotros, incluso si la verdad dice lo contrario.

Capítulo 2: El Té para Limpieza en Resumen

La limpieza del té, para muchos, es un método de beber té de "dieta o adelgazamiento", de hacer ayuno, y evitar un montón de grupos de alimentos para lograr que las "toxinas" salgan de su sistema para acelerar el adelgazamiento.

Así no es como irá su limpieza del té. De hecho, el método de limpieza de té de nadie debería ir así, porque es peligroso para la salud. Usted va a utilizar verdaderos tés y tisanas o infusiones de hierbas en su lugar. No forzará a su cuerpo a hacer nada. Todo lo que va a hacer es introducir suavemente cosas saludables en su cuerpo, y favoreciendo la limpieza de su sistema para que funcione bien.

Para que quede claro, no estamos hablando acerca de un té adelgazante o de dieta. Estamos hablando de verdaderos tés y hierbas que de hecho le dan beneficios para la salud.

¿El Verdadero Té Para La Limpieza?

Entonces, se sabe que los tés de hierbas son utilizados para la limpieza de té; no hay problema con eso. Pero, ¿tés verdaderos? ¿Existe tal cosa, la limpieza con tés verdaderos?

Sí, existe tal cosa. Créame. Antes incluso de empezar con hojas sueltas (por cierto, déjeme decirle que si usted comienza a usar hojas sueltas, no volverá atrás), solía consumir cierto té en bolsitas de té, simplemente porque quería. No tenía la intención de hacerme más delgado; sólo quería sentirme más cálido y disminuir mi consumo de café. Tenía una fijación con el Earl Grey, que es un tipo de té negro.

Pasaron dos semanas, todavía bebía mi Earl Grey, una o dos tazas al día. Entonces me di cuenta de que mi metabolismo mejoró, mejoró al punto de tener deposiciones diarias. Algunas de mis ropas que me irritaban, ya no me irritaban más. Toda mi ropa me queda cómodamente. Dormí mejor, además me sentí más ligero, nunca hinchado. Y eso fue sólo por un consumo de dos semanas de té negro. Imagine hacer eso usando té verde.

Además, vamos, si es cierto que el té no es para la limpieza de té, entonces, ¿cómo explica las ridículamente largas vidas de los ancianos chinos y otros asiáticos del este que no hicieron más que beber té? Beben té por la mañana, al mediodía, por la tarde, durante y después de las comidas, lo beben sólo por diversión, cuando están enfermos, en los cumpleaños y todo el tiempo. El té es como el agua para ellos, y eso es decir algo porque consumen té verdadero.

Lo primero es lo primero, hay que saber que tenemos opciones para el tipo de té que desea utilizar. Nuestras opciones de té son el té verde, té negro, té blanco, oolong, rooibos, menta, Darjeeling, té de diente de león, y otros tés florecientes.

Con todas estas opciones, su cuerpo entra en una desintoxicación natural, sin tener que forzarlo a ir a ese modo. Sería bueno que sepa que obligar a su cuerpo a hacer una desintoxicación es muy peligroso, por lo que hacerlo está fuera de la cuestión.

Su desintoxicación se llevará a cabo de forma natural. No impedirá sus actividades diarias; no es necesario ayunar o pasar hambre en absoluto. Todo lo que necesita hacer es beber el té diariamente, cuidar sus porciones de comida, hacer un poco de ejercicio, y todo está bien. De hecho, incluso puede beber el té sólo porque quiere beberlo. Simplemente disfrutar de él y mientras que su cuerpo se está curando y protegiéndose a sí mismo de forma gradual.

No es necesario esperar a que tenga todo un día libre en el trabajo para que pueda beber su té, ni preocuparse por tener un estómago estruendoso y las molestas sesiones en el baño el resto del día. Eso no va a pasar con estas opciones de té clásicos.

Fortalece Su Sistema Inmune

Usted encontrará que, independientemente del tipo o sabor del té que utilice para la limpieza, todos son buenos para su sistema inmunológico, ya que pueden fortalecerlo.

Todas las infusiones clásicas contienen un antioxidante que es muy beneficioso para su cuerpo, especialmente el té negro, blanco y verde.

Reduce el Apetito

Sí, los tés pueden reducir el apetito. Si bien hay algunos tés que se especializan en esta función, naturalmente, sería bueno que sepa que los tés, en general, son útiles para reducir el apetito. Le hace sentir lleno por más tiempo que antes de beber su té. ¿Sabe por qué?

¡Las catequinas! Con una gran cantidad de antioxidantes que se pueden encontrar en todos estos tés naturales, seguramente las catequinas son uno de los antioxidantes que contiene. Animan a su cuerpo a utilizar hasta la grasa extra almacenada, así que, es bueno para usted.

Sin embargo, otra cosa buena que las catequinas hacen es equilibrar el azúcar en la sangre. Lo hacen al disminuir la elevación de sus niveles de azúcar en la sangre. ¿Cómo?

Ya ve, para que el azúcar viaje en nuestro sistema, necesita estar unido a una célula sanguínea. Una vez que entra en nuestro sistema y llega a un cierto nivel elevado, la insulina en el páncreas se desencadena. La insulina entonces, comenzará a usar ese azúcar en la sangre y los convertirá en energía para que nosotros la usemos o, si tenemos suficiente energía, los almacena de forma que la insulina puede convertirlos fácilmente para su uso futuro una vez que nuestra energía se agota.

Todo este proceso está siendo frenado por las catequinas, a su vez, obtiene sangre (sin azúcar) que circula en su sistema mientras que el azúcar estará bajo el control de las catequinas. Con el consumo de té, el umbral de la energía que se utiliza se aumenta, fomentando su cuerpo a utilizar sus reservas de grasa. A continuación, se ralentiza la unión de azúcar a la sangre, manteniendo eficazmente en equilibrio sus niveles de azúcar e insulina en la sangre. Si el nivel de azúcar en la sangre está equilibrado, su cuerpo no le pedirá a su cerebro que de la señal para el suministro de alimentos.

Ayuda Al Cuerpo En La Digestión

Los tés ayudan a su cuerpo, ya que tienen propiedades anti-inflamatorias que protegen su sistema digestivo de ser alterado. Beberlo caliente también ayuda en la limpieza de su intestino.

Si pone un alimento grasoso dentro de la nevera y ve cómo el aceite se solidifica, eso es más o menos lo que sucede dentro de su intestino si le gusta comer alimentos grasosos y luego beber algo frío. Por lo tanto, un consumo regular de té caliente limpia poco a poco el estómago de este lodo, lo que resulta en una digestión suave. Además, si usted bebe té caliente después de una comida, ayuda con la absorción mucho más rápido.

Lo Que Sucede Dentro De Su Cuerpo Durante La Limpieza

Bueno, aparte de una mejor digestión o reducir el hambre, beber té estimula la sudoración. Y no, no está sudando porque su cuerpo se está deshaciendo de las toxinas en él.

Usted está sudando porque su cuerpo está tratando de enfriarse, para mantener todo el interior de su cuerpo trabajando sin problemas. Si bebe algo frío, su cuerpo va a tratar de hacerle frente al producir más calor; sin embargo, si usted bebe algo caliente o tibio, su cuerpo va a lidiar con él mediante la regulación de la temperatura en su interior que da lugar a menudo a una sensación de frío. Cuánta bonificación.

Y así, beber té caliente en verano no es tan mala idea. Esto explica por qué los bebedores de té a menudo se sienten renovados después de una taza de té caliente, en lugar de beber algo frío que les produce más sed.

El té también quema calorías con la ayuda de la cafeína. La cafeína estimula al cuerpo a usar más energía, lo que resulta en más calorías que se consumen en el proceso.

Sugerencias Importantes Antes De Comenzar Limpieza con Tés

A diferencia del método popular que la gente usa para la limpieza del té como el ayuno, nuestro método de limpieza de té se centra en los métodos naturales. Que sólo tiene sentido porque vamos a utilizar lo que llamamos tés verdaderos o tés que provienen de la planta

Camellia Sinensis y otras hierbas que lo producen, sin tés de dieta o para adelgazar que se procesan y se les añaden ingredientes desconocidos y extraños.

1. Coma, nunca pase hambre.

No es necesario evitar un grupo de alimentos en general. Todo lo que necesita es evitar los alimentos procesados tanto como sea posible. Esto incluye la comida basura, cualquier cosa con MSG o glutamato monosódico, soda, carne procesada.

En los casos en que no pueda evitarlas, asegúrese de mantener su rutina de beber té para ayudar a su cuerpo a deshacerse de las toxinas que ya ha recibido de este tipo de alimentos.

Además, ni siquiera trate de ayunar. No es necesario ayunar para que el té empiece a ayudar a su cuerpo con la desintoxicación y otros procesos. Además, pasar hambre solamente arruinará su metabolismo, de nuevo.

2. No beba té frío.

A menos que lo que desee es beberlo sin tener tomar en cuenta los beneficios que el té caliente le puede dar. Verá, el té que se deja demasiado tiempo hasta que se ha enfriado ya no sabe tan bien. Además, el agua caliente sólo realza lo mejor del té, como sus antioxidantes.

3. Elija bien su té.

Elija el té que sea mejor para usted. Puede ser por el sabor o los beneficios. El que más ame funciona mejor.

Capítulo 3: La Verdad Sobre Las Bolsitas De Té

Ah, una cosa en la que los puristas del té insisten es que los tés de hojas sueltas son mejores. Por otra parte, las bolsas de té son más baratas, además de que le proporcionan con los mismos beneficios, y el sabor, ¿verdad?

No exactamente. Odio explotar esa burbuja suya de practicidad, pero hay más en las bolsitas de té que sólo el té, y, a menudo, eso no significa buenas noticias.

Cada vez que ve una película japonesa o china, o cualquier película que se relacione a la cultura de Asia Oriental, en un momento dado, los verá verter una taza de té a un huésped. Por lo tanto, deje que le pregunte algo. ¿Alguna vez los ha visto sumergir una bolsita de té en la tetera para remojar? No, ¿verdad?

Esto es así porque en un principio, el té está siendo disfrutado hirviendo las hojas - hojas completas, hojas de la planta real. Esas hojas se hinchan un poco, a continuación, se empapan y se marchitan al ser hervidas. Este proceso sencillo y aparentemente aburrido significa mucho cuando se trata de té.

Ahora, imagine eliminar esa pequeña fase de hinchamiento de las hojas de té en una bolsa de té mientras se hierve. ¡Ja! ¡No hace nada! – Pues, realmente no es así.

Verá, los fabricantes de té colocan sus tés premium en una lata. Dentro de esa lata hay hojas sueltas, NO

BOLSAS ENVUELTAS INDIVIDUALMENTE. Y los llaman premium por una razón. Esas hojas de té en la lata son hojas enteras, no rotas, no en polvo o trituradas. Estas latas en su mayoría van a diferentes tiendas de té, no al supermercado.

Ahora, cuando se han recogido todas las hojas enteras del racimo, y son colocadas en sus hermosas latas, solo quedan las hojas rotas y el polvo de hojas trituradas. Algunas de esas hojas rotas van dentro de hermosas latas también, pero se venden más baratas que las de hojas enteras. La mayoría de estas latas van al supermercado para ser vendidas.

Entonces, con el té de hojas completas en sus latas, las hojas rotas también en sus latas, le quedan hojas trituradas minúsculas, polvo y té en polvo. Éstas entran en bolsitas de té que, luego, se envuelven individualmente, se colocan en cajas y se van directamente al supermercado. Son los más baratos del grupo.

Otro método para que los fabricantes produzcan té en masa (alto volumen, baja calidad) es mediante el uso de una máquina que utiliza el método CTC, o Crush-Torn-Curl, para producir gránulos formados con hojas de té. Estos gránulos se colocan dentro de las bolsitas de té, ¡et voila! Ahí tiene su té barato.

Así que, ¿cuál es el problema con su embalaje?

Pues bien, las hojas de té tienen taninos. Los taninos del té dan las propiedades astringentes y el sabor amargo. Algunos contienen bajas cantidades del mismo como el té blanco y té verde.

Ahora, cuando se hierven los tés de hoja completos, los taninos son liberados un par de segundos después. Esto le da al té un ligero aroma y un poco de amargura, pero todo eso es bueno. Si el té de hoja completa no le da este toque de amargura o la sensación astringente el proceso de cocción, se podría decir que es de baja calidad o viejo. Lo mismo ocurre con las hojas de té rotas, excepto que los taninos crean un sabor un poco más amargo en el té.

En cuanto a las hojas de té en polvo sobrantes, si olvidó accidentalmente que lo estaba haciendo, lo dejó allí un poco más de tiempo, una vez que lo bebe, no se sorprenda si obtiene ese sabor a medicina de su copa supuestamente adorable de té. Esto se debe a que son las consecuencias del té triturado, tiene más taninos de lo que desearía, e incluso si lo calienta con cuidado, aún obtendrá un sabor amargo.

Agregue a eso el hecho de que incluso si hay un trozo de hoja de té que se incluyó accidentalmente en la bolsa de té, las hojas todavía están atrapadas en ese paquete. La bolsita de té nunca les permitirá flotar y obtener el agua que necesitan para expandirse y sacar el verdadero aroma y sabor del té.

Por otra parte, si usted no es del tipo que se preocupa mucho por el sabor de su té, o simplemente le encanta su sabor amargo, entonces pensaría que no debería ser ningún problema en absoluto, ¿verdad?

De nuevo, no realmente. Esto se debe a que, aparte de que se liberan más taninos de las bolsitas de té y menos sabor, también obtiene menos beneficios.

¿Recuerda esos antioxidantes y catequinas que mencioné en los capítulos anteriores? Es probable que no los consiga en estas bolsas de té. Esto se debe a que una vez que una hoja de té ha sido aplastada o triturada, se pierden los aceites esenciales que contiene que ayudan a crear el aroma y el sabor. Lo que queda en esa bolsita de té son los restos de la gloria del sabor de la hoja de té.

Entonces, ¿qué hacer ahora? ¿Qué pasa si todavía quiere ahorrar y no quiere almacenar grandes latas de té de hoja suelta, o simplemente quiere probar un sabor?

Bueno, sugiero que vaya a las compañías que producen bolsitas de té en forma de pirámide. Son un poco más caros que las bolsitas de té de sabor suave, pero le darán una buena prueba de sabor para las hojas enteras en lata.

Las bolsas de té en forma de pirámide tienen más espacio que permite que las hojas naden cuando se sumergen en agua hirviendo. Esto permite que las hojas se expandan y liberen el sabor. Además, también contienen hojas enteras u hojas rotas en el peor de los casos. Pero eso es todo, ni hojas trituradas ni en polvo.

Capítulo 4: Los Mejores Tipos De Tés Para La Limpieza

1. **Té Verde, Negro y Blanco**

Para el té verde, negro y blanco, lo que hay que recordar acerca de ellos es el ingrediente llamado catequina.

Las catequinas son antioxidantes. En primer lugar, los antioxidantes. Tomamos vitamina C por esta razón, necesitamos antioxidantes, y no tenemos más remedio que encontrar una fuente externa para este componente en particular debido a que el cuerpo no puede producirlo por sí solo. Los antioxidantes ayudan a fortalecer el sistema inmunológico, lo protege de enfermedades comunes y enfermedades temibles, así como de enfermedades cardiovasculares y cáncer.

Dicho esto, por supuesto, todos queremos antioxidantes, y un tipo es el que llamamos catequinas que se encuentran en el té negro, blanco y verde. Así que beba té como en un día normal, sin complicaciones, y ahora tiene su antioxidante. Fácil, así como así. Lo bueno de las catequinas es que no sólo le mantendrán a salvo de una gran variedad de enfermedades y lo continuarán protegiendo, son también responsables de crear el sabor de su té y otras bebidas como el vino.

Ahora, vamos a centrarnos en las catequinas que se encuentran en el té. ¿Qué hacen? Le ayudan a bajar de peso mediante el *aumento de la cantidad permitida* de energía que su cuerpo puede utilizar a su valor habitual. De esta manera, todas las grasas en nuestro cuerpo, esperando a que se utilicen, se convierten *finalmente* en energía que luego es puesta en uso. Esto se traduce en la pérdida de peso.

2. **Té Oolong**

El té oolong, por el contrario, tiene muchos antioxidantes y sobre todo funciona al aumentar su metabolismo. Por lo tanto, si usted tiene un problema con sus asuntos diarios por la mañana, bien podría elegir el té oolong para regular esto antes de pasar a adelgazar.

3. **Té de Rooibos**

Para el té rooibos, bueno, si es completamente nuevo en el consumo de té o es goloso, apreciará este té más que los demás. Verá, rooibos es un poco dulce sin que tenga que agregarle nada. Disfruta de la dulzura natural sin preocupaciones, y además obtiene los beneficios de su componente, la **aspalatina**. La aspalatina le ayuda a controlar su hambre inducida por el estrés al reducir tus hormonas del estrés. Entonces, no más comer por estrés.

4. **Té de Menta**

El té de hierbabuena o menta tiene obviamente sabor a menta, así que si es un amante de todo lo que tiene que ver con este sabor específico, siempre puede elegir este té. Lo bueno de esto es que suprime el apetito, no necesita agregar ingredientes adicionales. Es solo eso, todo natural. Además, es un poco dulce, por lo que es un placer para aquellos que están reduciendo el azúcar para mantenerse saludables.

5. **Té de Diente de León**

El té de diente de león es un diurético natural. Lo que significa que alentará a su hígado a seguir procesando el agua de su cuerpo y eliminarla, incluidas las toxinas. Si sufre de acidez estomacal, este es un excelente tratamiento natural para mantenerla a raya.

También lo ayuda a equilibrar sus niveles de glucosa en sangre.

Capítulo 5: Los Beneficios del Té de Limpieza

La desintoxicación ha sido una de las muchas modas últimamente, inspirada en celebridades que tienen tanto dinero, que ni siquiera saben en qué gastar su dinero para mantenerse en forma. Simplemente te muestran que están en forma.

Por otra parte, muchos estudios e investigaciones ya han expuesto el lado no tan bueno de la desintoxicación. Aquí es donde interviene la limpieza del té. Es mucho más fácil mantenerse saludable y en forma que con la desintoxicación molesta.

Entonces, aparte del hecho de que el té reduce el riesgo de sufrir un accidente cerebrovascular, enfermedad cardíaca, reducir la presión arterial, aumentar el estado de ánimo y el rendimiento mental, ¿qué más hace?

Bueno, como se mencionó anteriormente, aumenta su energía. En efecto, ayuda a evitar que gane peso extra y no deseado.

Té verde:

Por lo general, en hojas empaquetadas o en polvo. Matcha, un tipo de té verde, contiene cinco veces más L-teanina que el té verde habitual.

La L-teanina es un componente que se puede encontrar en los tés tomados de Camellia Sinensis. Ayuda a relajar sin hacerle sentir somnoliento.

- Antibacteriano
- Combate la diabetes
- Previene la demencia

- Reduce los niveles de colesterol
- Combate el mal aliento
- Ayuda a reducir el estrés
- Fortalece los dientes

Té negro:

El tipo de té que contiene altos niveles de antioxidantes. (Assam, Earl Gray, Darjeeling, Keemun, Yunan, Ceilán, Bai lin)

- Muy eficaz en eliminar las toxinas de su cuerpo
- Tiene más antioxidantes que cualquier otro té, lo cual es vital en la prevención del cáncer

Té darjeeling:

Otro tipo de té negro.

- Ayuda a calmar y suavizar su mente
- Tiene alto poder antioxidante

Té floreciente:

El más llamativo de todos los tés. Muy bonito de ver, florece mientras se empapa en agua. (Diente de León, Cilantro, Cardamomo, Canela, Jazmín, Regaliz, Jengibre y Salvia)

- Ayuda a su metabolismo, hace que funcione sin problemas
- Reduce el colesterol
- Equilibra los niveles de azúcar en la sangre
- Se deshace de la halitosis o mal aliento
- Fortalece y limpia el tracto digestivo
- Mejora el sistema inmunológico
- Ayuda a reducir la GERD o reflujo ácido
- Calma la irritación del revestimiento del estómago
- Diurético

Te blanco:

Hecho de las hojas más jóvenes de Camellia Sinensis.

- Contiene más antioxidantes en comparación con el té verde

- Tiene propiedades anti-envejecimiento para ralentizar el proceso de formación de arrugas de la piel

- Protege de los rayos UV

- Ayuda a las personas con diabetes con la sed excesiva y aumento de la secreción de la insulina

- Ayuda a mantener su salud reproductiva en buenas condiciones

Capítulo 6: Adecuada Elaboración Del Té

Digamos que ya ha elegido su té, ¿qué sigue? Ahora va a hacer su té. Seguramente sabe cómo hervir agua, y piensa que es así de fácil. Bueno, podría ser, si no le importa cómo va a probar su té y si su estilo de elaboración sacará los mejores componentes, es decir, a menos que sea un sommelier profesional.

Agua

La mejor opción: agua de manantial o purificada.

La mejor agua para usar para remojar el té es purificada o agua de manantial porque no contienen contaminantes que pueden cambiar el sabor del té. Si su agua es rica en minerales naturales, es probable que saque los mejores sabores de su té.

Puede pensar que optar por el agua destilada es bueno, pero el agua muerta produce un té suave o de sabor plano, a nadie le gusta eso.

En cuanto al agua del grifo hervida, tampoco es una buena opción para la infusión de té. Porque podría haber sido ya contaminada por las sustancias que fluyen en las tuberías de agua y puede alterar el sabor del té.

Tipos de Teteras

¿Sabe cómo el agua puede afectar el sabor del té? Lo mismo puede decirse de la tetera que usa. Entonces, no solo va a una tienda de té y toma una tetera al azar para lidiar con eso. Si realmente desea resaltar los mejores sabores y beneficios de su té, tendrá que prepararlo correctamente. Lo que significa que el agua, la duración de la preparación, la temperatura del agua y el recipiente deben ser los correctos, porque esas cosas que acabo de mencionar contribuyen al resultado del té.

Entonces, para que tenga la tetera, primero debe tener su té o al menos saber para qué té está comprando la tetera.

Los tés que necesitan altas temperaturas para sacar los mejores sabores se combinan mejor con teteras que son buenas para retener el calor. Por otro lado, los tés que deben elaborarse a temperaturas más bajas necesitan teteras que liberen calor para no calentarlos de más.

Ahora, hay teteras livianas, y hay algunas que son bastante pesadas. Las que son pesadas son generalmente las que son buenas para retener el calor. Entonces las compra si elige tomar té negro o pu-erh (fermentado).

Por otro lado, el té que es más delicado y puede arruinarse fácilmente durante la elaboración, como el té blanco o el té verde, necesita una tetera que pueda liberar el calor. Esto significa que las teteras de vidrio o porcelana son su mejor opción para tal té.

Tiempos y Temperatura

Si hay algo que usted necesita tener en cuenta a la hora de preparar el té, sería lo siguiente:

Cada tipo de té tiene un nivel de temperatura específica necesaria para que sea elaborado correctamente.

El principio de talla única no se aplica al agua para preparar té. Seguir la temperatura correcta del agua para cada tipo de té lo ayudará a sacar el mejor sabor y los mejores beneficios.

Con el nivel de temperatura, también viene el tiempo que el té debe ser remojado. Nuevamente, el principio de talla única no aplica aquí. Antes de que termine este capítulo, le daré una lista de los tiempos y la temperatura adecuada. Por otra parte, una vez que ha intentado seguir el tiempo correcto para el té elegido y siente que es demasiado débil o fuerte para usted, siempre puede seguir su corazón para obtener la cantidad correcta de sabor que desee. Tal como están las cosas, primero empezaremos a caminar antes de correr, o correrá el riesgo de desperdiciar esas preciosas hojas de té.

Directrices

1. Asegúrese de tener agua purificada o agua de manantial recién extraída. Prepare las teteras y las tazas de té también.

2. Deje hervir el agua suavemente en un caldero.(Hervir suavemente significa que cuando mire el agua cuando cree que ya está hirviendo, hay una suave pero constante corriente de burbujas en la superficie. No buscamos el tipo de agua hirviendo en la que las burbujas comienzan a ocupar todo hervidor de agua y comienza a parecer que van a salir y perseguirlo en cualquier momento).

3. Ahora, vierta suavemente el agua caliente en la tetera. Vierta un poco de agua hirviendo en cada taza de té también. Esto es para calentar las tazas para que cuando usted y sus amigos o familiares comiencen a

beber el té, puedan disfrutar de la consistencia del sabor debido a la temperatura de la taza.

4. Agregue las hojas de té, asegurándose de medirlas en función del número de personas que beberán el té.

5. Deje que el agua se enfríe hasta que alcance la temperatura sugerida para el té y luego agregue las hojas de té.

6. Ahora, recuerde su tiempo de empapamiento. Depende de qué hojas de té esté usando. Empape el té según el tiempo de remojo correcto, espere y espere. Debe ser tan preciso como pueda.

7. Una vez que el té se haya empapado correctamente, puede colarlo o transferirlo a otra tetera o verterlo directamente en las tazas de té.

Té	Medición	Tiempo de Elaboración	Temperatura	Tetera
Té Negro Hoja completa Hoja rota	.1-2 cucharaditas 1-2 cucharaditas	.2-3 minutos 3-5 minutos	.203° F 203° F	Porcelana Porcelana
Té verde Chino Japonés	.2 cucharaditas 1-2 cucharaditas	.2-3 minutos 3-5 minutos	.176° - 185° F 203° F	Vidrio /porcelana Vidrio / loza

		tas			de barro
Té de Oolong Ligero (Verde) Pesado (Oscuro)	.2-3 cucharadi tas 3-2 cucharadi tas	2-3 minutos 3-5 minutos	.185° - 203° F 203° F	.Porcel ana / Yixing Porcela na
Té Pu-Erh	1-2 cucharadi tas	3minutos	212 ° F	Yixing

Tisanas (Té de Hierbas)	1-2 cucharaditas	3minutos	212° F	Vidrio/porcelana
Té Blanco	2-3 cucharaditas	3minutos	176° - 185° F	Vidrio/porcelana

Capítulo 7: La Clasificación de Sus Hojas de Té

¿Cómo se clasifica el té? Lo basamos en la preparación o procesamiento tradicional de hojas de té en China. Después de todo, ahí es donde comenzó todo.

Por otra parte, sería bueno que supiera que los chinos entienden de memoria el procesamiento correcto de las hojas de té, pero no etiquetan el proceso como tal. La clasificación de las hojas de té se usa en países como Sri Lanka o India, en cualquier parte del mundo, excepto en China.

Ahora, ¿por qué es importante la calificación? Si valora tanto su salud y tiene la intención de darle a su cuerpo el mejor té que su dinero puede comprar, tendrá que tener una noción sobre la graduación del té. Eso o simplemente se dirige a la tienda, compra sus hojas de té completas, y listo. Sin embargo, ese método no funciona para todos.

Para aquellos que prefieren precisión y saber cuánto vale su dinero. Estas son las categorías para calificar las hojas:

1. Tamaño - ¿Son las hojas de té grandes o pequeñas? ¿Están completas o rotas?

Para esta categoría, se prefieren hojas pequeñas y enteras porque significa se utilizan hojas más jóvenes.

2. ¿Qué tipo de hojas de té se utilizan? ¿Está hecho de hojas jóvenes o maduras?

Mientras más joven la hoja, más delicado el té que produce. Si ve pedazos o pequeñas hojas enteras, significa que podría tener el mejor manojo de hojas de la planta entera. Ver las putnas de un montón de hojas de té procesadas indica notas dulces, una vez que se elaboran. Las puntas tienen todos los nutrientes también.

Los tés de hojas enteras

OP (Orange Pekoe)	Se compone de las dos hojas superiores
FOP (Flowery Orange Pekoe)	Hecho de las puntas y dos hojas superiores
GFOP (Golden Flowery Orange Pekoe)	Tiene más proporción de puntas que el FOP
TGFOP (Tippy Golden Flowery Orange Pekoe)	Tiene más proporción de puntas que GFOP
FTGFOP (Finest Tippy Golden Flowery Orange	FOP de alta calidad

Pekoe)	
STGFOP (Special Finest Tippy Golden Flower Orange Pekoe)	La mejor calidad de FOP

*Si se añade el grado '1' al final (o FOP1 STGFOP1), significa que se trata de la más alta calidad dentro de ese grado.

Rotas: Significa que las hojas están rotas y se utilizarán para los tés en bolsa.

Orange: No se trata del sabor del té. Orange puede sugerir la asociación del té con la House of Orange cuando se hizo popular en el oeste. También puede referirse al color de la hoja. Una hoja de té de alta calidad se torna de un color cobre cuando está completamente oxidada.

Pekoe o Orange Pekoe: Origen incierto. Se usa para describir la presencia de puntas o hojas en ciernes encontradas en la planta de té.

Puntas (Tips): Hojas sin abrir de la planta.

Tippy: Los tés con la presencia de puntas de hojas más jóvenes se etiquetan con el término "tippy".

Tés de Hojas Rotas

BOP (Broken Orange Pekoe)	Consta de dos hojas superiores rotas
FBOP (Flowery Broken Orange Pekoe)	Hecho de las puntas y dos hojas superiores rotas
GBOP (Golden Broken Orange Pekoe)	Tiene más proporción de

	puntas que la FOP, rotas
TGBOP (Tippy Golden Broken Orange Pekoe)	Tiene más proporción de puntas que GBOP, rotas
GFBOP (Golden Flowery Broken Orange Pekoe)	La mejor calidad de FBOP

Capítulo 8: ¿Cómo Elegir El Té Adecuado Para Desintoxicación?

Ahora que sabe la clasificación, es el momento para que elija el té adecuado para usted. Así que, ¿prefiere el té de hoja completa o rota?

¿Hojas De Té Completas O Rotas?

Elegir té de hojas completas significará que tiene el té más delicado, es caro y promete el verdadero sabor de ese tipo de té que desea. Sin embargo, eso también significa que tendrá que dejarlas más tiempo porque las hojas completas tardan más en hervirse. Prometen el verdadero sabor del té, pero será sutil. Los sabores sutiles son buenos si le encanta cómo se insinúan con las diferentes notas de las hojas de té. Le mantiene con ganas de más sin agobiarle con el sabor. Si esta descripción le parece útil y está dispuesto a desembolsar un excelente té, entonces esta es la mejor opción para usted.

Sin embargo, si es un amante de los sabores audaces, es posible que quiera ir por las hojas de té rotas. Ahora, solo porque las hojas de té están rotas, no indica automáticamente que obtuvo la calidad más baja que existe. Recuerde, existe el polvo en bolsas de té para reclamar la etiqueta de "calidad más baja". En cuanto a las hojas de té rotas, algunas de ellas todavía contienen las puntas que hacen que su experiencia del té sea más dulce. Además, las hojas de té rotas hierven más rápido. Esta es una excelente opción para usted si no es del tipo que le gusta esperar un poco más.

¿Cuáles Son Los Beneficios Del Té Que Está Buscando?

Ahora que hemos terminado con los tecnicismos, pasamos a la parte personal. ¿Cuáles son los beneficios del té que busca? ¿Le gustaría adelgazar? ¿Le gustaría mantener su sistema limpio? ¿Tiene problemas con su metabolismo y su evacuación intestinal diaria? ¿Le gustaría evitar el cáncer y otras enfermedades mortales? ¿Quiere mantenerse calmado o concentrado?

Depende de lo que quiera y de lo que su cuerpo necesite. Por supuesto, debe considerar lo que su cuerpo necesita primero, y si cree que ya ha mejorado o ha alcanzado el estado que desea, puede pasar a lo que realmente desea.

A continuación hay una lista que contiene los muchos beneficios del mejor té que puede usar para la limpieza del té. Si bien todos los tés promueven la pérdida de peso, algunos de ellos son más efectivos. No dude en consultar la lista y obtener el té que le brinda los mejores efectos.

TÉ	VENTAJAS
Té Negro	• reduce el riesgo de la aterosclerosis • reduce los riesgos de cálculos renales • previene la osteoporosis • ayuda con la pérdida de peso • ayuda a curar los trastornos intestinales • ayuda a aliviar el asma • equilibra la presión arterial

	• ayuda a prevenir el cáncer • ayuda a mantener su salud oral • se deshace de las toxinas en el cuerpo • da el enfoque y la agudeza mental • ayuda a prevenir enfermedades del corazón
Manzanilla (Tisanas)	• se deshace de la diarrea • ayuda a aliviar la ansiedad • ayuda a aliviar la hinchazón de la boca
Diente de León (Tisanas)	• ayuda a curar la resaca • tiene propiedades antimicrobianas • Ayuda a aliviar los síntomas premenstruales • disminuye los niveles de colesterol

	• Ayuda a aliviar los problemas gastrointestinales • ayuda a controlar la diabetes • ayuda a controlar la hipertensión • aumenta la función del hígado y los riñones
Jengibre (Tisanas)	• se deshace de las náuseas • ayuda a aliviar las náuseas del embarazo • se deshace de mareos • ayuda a aliviar el dolor menstrual
Ginseng	• disminuye los niveles de azúcar en la sangre • equilibra la presión arterial • mejora la función mental • cura la disfunción eréctil

Té verde	• ayuda con la pérdida de peso • aumenta su metabolismo • reduce los niveles altos de colesterol • da el enfoque y la agudeza mental • leucoplasia oral • displasia cervical • equilibra la presión arterial • previene la osteoporosis
Té de Oolong	• proporciona el enfoque y la agudeza mental • ayuda con la pérdida de peso • aumenta el metabolismo • alienta la piel sana • ayuda a mantener los huesos sanos

	• ayuda a prevenir el cáncer
	• ayuda a aliviar el estrés
Menta (Tisanas)	• ayuda a aliviar el dolor de estómago
	• se deshace de distensión
	• ayuda a aliviar el estrés
	• fortalece el sistema inmunológico
	• ayuda con la pérdida de peso
	• ayuda a aliviar el asma
	• previene la halitosis o mal aliento
	• alivia el dolor muscular y la fatiga
	• ayuda a aliviar la congestión del pecho
	• ayuda a curar la migraña, náuseas y vómitos

Té Pu-Erh	• da el enfoque y la agudeza mental
	• previene la aterosclerosis
	• ayuda con la pérdida de peso
	• ayuda a prevenir el cáncer
	• tiene propiedades anti-envejecimiento
	• tiene propiedades anti-radiación
	• protege su salud dental
	• protege el revestimiento del estómago
Te Blanco	• ayuda con la pérdida de peso
	• tiene propiedades antibacterianas y antivirales
	• ayuda a controlar la diabetes
	• Ayuda a mantener la

	salud reproductiva en buenas condiciones • ayuda a prevenir el cáncer • tiene propiedades anti-envejecimiento • reduce el riesgo de enfermedad cardiovascular • protege la piel de los rayos UV

Si no le gusta la limpieza del té con tés verdaderos, por supuesto, puede elegir cualquiera de las tisanas. Simplemente no se desvíe de sus elecciones entre tés y tisanas de verdad. Nunca opte por tés adelgazantes o de dieta comercializados ya que no está seguro de qué otras sustancias químicas contienen. Ya están demasiado procesados como para asegurar ser naturales.

Hay otras tisanas o tés de hierbas que también son buenos para la limpieza del té, como el té de cardo mariano, té de pimienta de cayena, té de bardana, té de trébol rojo, té de hibisco, té de ajo, té de cilantro y té de achicoria. De hecho, hay un montón de opciones para usted por ahí; pueden ser verdaderos tés o tisanas (a base de hierbas), simplemente depende de los beneficios que desee.

Capítulo 9: Plan de Limpieza

Ahora que tenemos casi todo todo en su lugar, pasemos a su plan de limpieza del té. Nuevamente, permítame recordarle que nunca debe pasar hambre, no es una buena idea, además de que frustra el propósito de tomar té que mejorará su metabolismo.

Recuerde, consumir algo en exceso siempre es malo. Pero no consumir nada también.

Sin embargo, hay algunas cosas que debe evitar o disminuir su consumo para que el plan de limpieza surta efecto. Aquí están:

- cigarrillos o tabaco
- alcohol
- café
- azúcar

- miel
- edulcorantes artificiales
- Disminuir el consumo de:
- productos lácteos

También puede conseguir sus verdaderos tés descafeinados si los encuentra demasiado audaces para usted o si le impide dormir bien por la noche.

Siéntase libre de disfrutar:

- cualquier fruta fresca
- las verduras frescas
- almendras, nueces, nueces de macadamia, y anacardos crudos sin sal
- legumbres – pueden ser secas o enlatadas, tales como frijoles, garbanzos, lentejas
- carne roja magra, pollo (sin piel).

- Huevos: preferiblemente orgánicos
- Aceite de oliva (extra virgen de preferencia), aceite de coco (sin procesar)
- Semillas: sésamo, calabaza, y semillas de girasol sin sal y crudas
- Agua: de uno a tres litros de agua por día
- Pescado: fresco, enlatado en agua o aceite de oliva

Algunas recetas de limpieza té para ayudarle a través de su día son,

- Bebida de Té Verde de Limpieza
- Té de Diente de León de Limpieza
- Jugo de Arándano Fresco
- Bebida Mezcla de Frutas
- Batido de Yogur de Plátano y Fresa
- Batido de Chocolate con Leche y Cereza
- Smoothie de Pepino Blue Rose

- Smoothie de Col y Apio

Seguramente, con toda esta información, debería poder comenzar su dieta de té de limpieza. Asegúrese de seguirlos tanto como sea posible. La limpieza del té le ayudará a perder algunas libras, por supuesto, depende de qué tan religioso sea en seguir sus planes.

Aproveche el hecho de que las tiendas de té están disponibles cerca de usted. Puede, más o menos, encontrar té en cualquier lugar. Incluso puede pedirlos en línea. Si hay algo que debería hacer ahora mismo, sería volver a examinarse y descubrir qué té le dará los beneficios que necesita. Comience la rutina saludable tan pronto como pueda.

Capítulo 10: Recordatorios y Aprendizajes

Ahora que hemos llegado al final del libro, sería bueno dejarle algunos recordatorios de despedida y aprendizajes, así que aquí va:

- En cuanto a su metabolismo, ya que está a punto de comenzar la limpieza del té, no necesita preocuparse acerca de lo desordenado que esté su metabolismo. No es el único que está teniendo dificultades con eso. Pronto se resolverá, y una vez que lo haga, puede comenzar a probar otros tés para experimentar sus beneficios.

- La limpieza del té también está destinada a ayudarlo a calmar su mente para que pueda enfocarse rápidamente en las cosas que necesiten su máxima atención. También mejora de forma natural su metabolismo, independientemente de su edad. Sabe que es verdad que el metabolismo se ralentiza a medida que envejecemos, y algunos de nosotros incluso comenzamos a pensar que ya no hay forma de que puedan arreglarlo. De hecho, puede ajustar el problema del metabolismo con agua tibia todas las mañanas, aproximadamente 30 minutos después de despertarse. Sin embargo, agregarle té solo lo hace más divertido, sabroso, los efectos son aún más rápidos, además de que le dan más beneficios que solo uno. Entonces, ¿por qué limitarse solo al agua pura, verdad?

• También puede intentar practicar meditación durante 15 minutos todos los días. Los beneficios del consumo de té, como un mejor enfoque, mejorarán al hacer la meditación.

• Al comer, también siéntase libre de hacer lo posible por reducir, si no evitar por completo, los aderezos. Entiendo, hacen que la ensalada sea menos sosa, pero no son tan saludables como parecen.

- Las ensaladas contienen enzimas que ayudan a su digestión. Las enzimas funcionan descomponiendo moléculas, en este caso, sus moléculas de grasa. Eso significa que está consumiendo alimentos y bebidas que se enfocan en mantenerlo saludable y en forma. Los efectos de lo que come se complementan, así que no se sorprenda si comienza a ver los resultados en una semana o dos. Créame; el té es una de las pocas cosas que existen que muestra resultados rápidos.

- Sé que ya he mencionado esto anteriormente, pero repetirlo solo por el simple hecho de recordarle, no le hará daño. Por lo tanto, recuerde cuidar las porciones de lo que come. Si le gustan los chocolates, coma una porción de él, espere unos 20 minutos y luego beba su té favorito. De esa forma, el té se asegura de que nada se pegue o se quede atorado en el tracto digestivo. Lo mismo aplica a todo lo demás que le gusta comer. Sólo consuma una porción y luego, beba té.

- El verdadero té tiene guías de remojo porque son un poco sensibles, especialmente si opta por comprar el lote más excepcional. Las tisanas también tienen un tiempo de empapamiento, pero realmente, depende de cuánto sabor desee del té de hierbas. No son tan sensibles como el verdadero té.

- Además, nunca beba té con el estómago vacío. Puede resultar un poco duro para un estómago vacío, incluso si el té de su elección está destinado a proteger el revestimiento de su estómago. Recuerde siempre: coma primero, espere 20 minutos y luego beba su té. Ya sabe, esa regla de los 20 minutos no es extraña. No existe solo para el té. De hecho, así es como debería ser incluso si solo bebe agua pura a temperatura ambiente. La regla de los 20 minutos hace magia con su metabolismo.

- Agregue limón a su té si cree que el sabor es un poco audaz para usted. El limón hará que tenga un sabor más ligero, con un pico. Si tiene canela, puede intentar agregarle a su té en lugar de limón. Además de descubrir nuevos sabores al agregarlos a su té, también obtiene los beneficios que ofrecen.

- Hay tés que limitan el hambre y los antojos. Por lo tanto, en caso de que sus ansias repentinamente ataquen a una hora impía, beba el té que reduce el hambre. No solo evitará comer bocanadas sin pensar en medio de la noche, sino que también dormirá mejor.

- La limpieza del té no solo limpia su intestino y el resto de su sistema, sino que también elimina la energía negativa que le rodea. Le hace sentir renovado y más ligero. Naturalmente mejora su estado de ánimo y le calman. Si elige el tipo de té adecuado, puede ayudarle a dormir, concentrarse o simplemente calmarse. No se limite solo con un poco de información. Siéntase libre de leer más sobre tés. Es una maravilla descubrir lo beneficiosas que son estas bebidas aparentemente tan simples.

- Si disfruta de su té en bolsitas de té, no bote las bolsitas de té después de una infusión. Todavía puede prepararlas por segunda vez. Sin embargo, el té será un poco más débil para entonces. Una vez más, es su elección si va a tomar el té, o si simplemente va a colocar la bolsa usada en el congelador. Esa bolsita de té usada hace maravillas para ojos hinchados e incluso acné. Ahora, ¿ve lo excelente que es el té? Le limpia desde adentro hacia afuera.

- Entonces, ¿quiere algo dulce que no tenga sabor a té, pero no está haciendo nada al respecto porque sabe que se sentirá culpable? No se preocupes más. Puede disfrutar de chocolate caliente, de cacao. Se experimenta mejor cuando se tritura adecuadamente. Y no se sentirá culpable porque es, más o menos, tan bueno como el té. También está lleno de antioxidantes. Siéntase libre de disfrutarlo de vez en cuando, cuando desee café o algo más que no sea té.

- Si desea disfrutar de su té frío, primero prepárelo en agua caliente o tibia. Puede seguir la guía para preparar tés verdaderos utilizando la temperatura de agua recomendada. Una vez que esté apropiadamente remojado, puede transferirlo a un vaso y dejarlo enfriar un poco. Agregue hielo y disfrute.

Hay diferentes maneras y gustos de cada té, y lo que más le convenga es su elección. Una persona no está restringida a un tipo de té. Solo sugiero que aborde primero lo que le aflige, porque es lo más sensato que puede hacer. Algo que le aqueja no es algo que pueda permitirse dejar esperar, o se arriesga a agravarlo. Una vez que haya terminado con lo que sea que le aqueja, entonces puede probar los otros sabores por diversión, por sus beneficios o por la búsqueda del sabor.

Conclusión

Revise su diario e imprímalo una semana en la que tenga una separación total de las obligaciones u ocasiones que puedan interrumpir su dieta de limpieza, por ejemplo, bodas, cumpleaños o cenas de eventos únicos. Algunas personas pueden encontrar una respuesta de "purga" en los primeros días de limpieza, incluidos dolores de cabeza o deposiciones sueltas. Esto se debe a la retirada repentina de nutrientes específicos, a pesar de la incitación a la limpieza de sus órganos. Estas indicaciones inevitablemente desaparecen en 24 a 48 horas.

EL TÉ LIMPIADOR no es para nada como otro régimen alimenticio que le ofrece una pequeña hoja de truco para volver a conectar su estructura completa para una fructífera reducción de peso. En lugar de morirse de hambre y someter a su cuerpo a cambios extremos en el cronograma, esto le da una estructura perfecta para permitirle a su cuerpo un movimiento para regresar a ese marco, hasta el punto de que comienza a funcionar mejor y le da el cambio necesario que necesitaba encontrar en su autopercepción.

Sin embargo, las ventajas no terminan aquí. El restablecimiento del cuerpo mejora sus patrones de descanso y de comer, y en su mayor parte ayuda al cuerpo a controlarse a sí mismo. Llevar a cabo este plan de alimentación puede parecer una tarea muy compleja; sin embargo, como dice la expresión ¡no diga que no si no lo ha probado! ¡Una vez que comience a obtener resultados, le hará sentir mucho más seguro sobre sí mismo y la viabilidad de esta rutina de alimentación!

Últimas Palabras

¡Gracias de nuevo por la compra de este libro!

Realmente espero que este libro sea capaz de ayudarle.

El siguiente paso es unirse a nuestro boletín informativo por correo electrónico para recibir actualizaciones sobre cualquier lanzamiento próximo o promoción de un nuevo libro. ¡Usted puede registrarse de forma gratuita, y como beneficio adicional, también recibirá nuestro libro "7 Errores de Fitness Que No Sabe Que Está Cometiendo"!

Este libro de bonus analiza muchos de los errores de fitness más comunes y desmitificará muchas de las complejidades y la ciencia de ponerse en forma. ¡Tener todo este conocimiento y ciencia del fitness organizados útilmente en un libro paso a paso, lo ayudará a comenzar en la dirección correcta en su viaje de entrenamiento!

Para unirse a nuestro boletín gratuito por correo electrónico y recibir su libro gratis, visite el enlace y regístrese en: **www.hmwpublishing.com/gift**

Finalmente, si disfrutó este libro, me gustaría pedirle un favor. ¿Sería tan amable de dejar una reseña para este libro? ¡Sería tremendamente apreciado!

¡Gracias y buena suerte en su viaje!

SOBRE EL CO-AUTOR

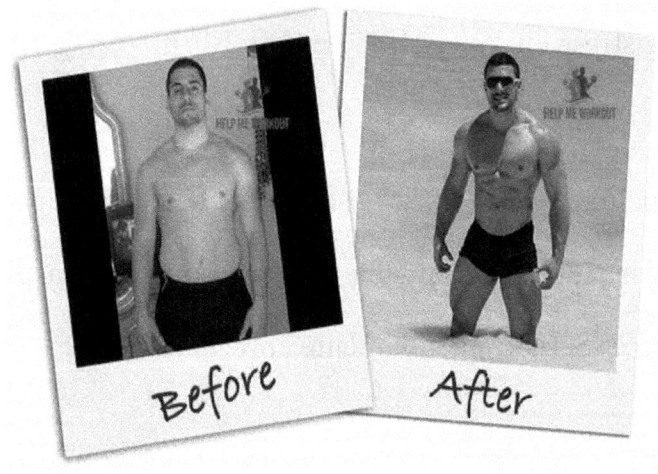

Mi nombre es George Kaplo. Soy un entrenador personal certificado de Montreal, Canadá. Comenzaré diciendo que no soy el hombre más grande que conocerá y este nunca ha sido mi objetivo. De hecho, comencé a entrenar para superar mi mayor inseguridad cuando era más joven, que era mi autoconfianza. Esto se debió a mi altura, porque medía solo 5 pies y 5 pulgadas (168 cm), lo cual me impedía intentar cualquier cosa que siempre quise lograr en la vida. Es posible que usted esté pasando por algunos desafíos en este momento, o simplemente puede querer ponerse en forma, y ciertamente puedo relacionarme.

Para mí, personalmente, el mundo de la salud y el fitness siempre me resultó interesante y quería ganar algo de músculo debido a la gran cantidad de acoso que recibí en mi adolescencia sobre mi estatura y mi cuerpo con sobrepeso. Decidí que no podía hacer nada acerca de mi altura, pero estaba seguro de que sí podía hacer algo acerca de cómo se veía mi cuerpo. Este fue el comienzo de mi viaje de transformación. No tenía idea de por dónde empezar, pero comencé. A veces me sentí preocupado y atemorizado de que otras personas se burlaran de mí por hacer los ejercicios de la manera incorrecta. Siempre deseé tener un amigo que estuviese a mi lado y que tuviera el conocimiento suficiente para ayudarme a comenzar y "mostrarme las cuerdas".

Después de mucho trabajo, estudio e innumerables pruebas y errores, algunas personas comenzaron a notar cómo me estaba poniendo más en forma y cómo comenzaba a interesarme mucho por el tema. Esto hizo que muchos amigos y caras nuevas vinieran a verme y me pidieran consejos de entrenamiento. Al principio, parecía extraño cuando la gente me pedía que los ayudara a ponerse en forma. Pero lo que me mantuvo en marcha fue cuando comenzaron a ver cambios en su propio cuerpo y me dijeron que era la primera vez que veían resultados reales. A partir de ahí, más personas siguieron viniendo a mí, y esto me hizo darme cuenta que tanto leer y estudiar en este campo me ayudó, pero también me permitió ayudar a otros. Ahora soy un entrenador personal totalmente certificado y he entrenado a numerosos clientes hasta la fecha que han logrado resultados sorprendentes.

Hoy, mi hermano Alex Kaplo (también Entrenador Personal Certificado) y yo, somos dueños y operadores de esta empresa editorial, donde traemos autores apasionados y expertos para escribir sobre temas de salud y ejercicio. También contamos con un sitio web de ejercicios en línea llamado "HelpMeWorkout.com" y me gustaría conectarme con usted invitándolo a visitar el sitio web en la página siguiente y registrarse en nuestro boletín electrónico (incluso obtendrá un libro gratis).

Por último, pero no menos importante, si está en la posición en la que estuve una vez y quiere orientación, no lo dude y pregúnteme... ¡Estaré allí para ayudarle!

Su amigo y entrenador,

George Kaplo

Entrenador Personal Certificado

Descargue otro libro de forma gratuita

Quiero agradecerle por comprar este libro y ofrecerle otro libro (tan largo y valioso como este libro), "Errores de Salud y Fitness Que No Sabe Que Está Cometiendo", completamente gratis.

Visite el siguiente enlace para registrarse y recibirlo: www.hmwpublishing.com/gift

En este libro, voy a desglosar los errores más comunes de salud y fitness que probablemente esté cometiendo en este momento, ¡y le revelaré cómo puede llegar fácilmente a la mejor forma de su vida!.

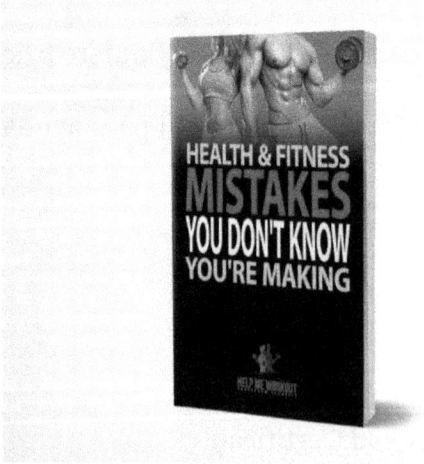

Además de este valioso regalo, también tendrá la oportunidad de obtener nuestros nuevos libros de forma gratuita, ingresar en concursos y recibir otros valiosos correos electrónicos de mi parte. De nuevo, visite el enlace para registrarse: www.hmwpublishing.com/gift

Derechos de autor 2017 por HMW Publishing - Todos los derechos reservados.

Este documento de HMW Publishing, propiedad de la compañía A&G Direct Inc, está orientado a proporcionar información exacta y confiable con respecto al tema y asuntos cubiertos. La publicación se vende con la idea de que el editor no está obligado a prestar servicios calificados, oficialmente autorizados o de otro modo calificados. Si es necesario un consejo, legal o profesional, se debe consultar a un individuo licenciado en la profesión.

De una Declaración de Principios que fue aceptada y aprobada por igual por un Comité del American Bar Association y un Comité de Editores y Asociaciones.

De ninguna manera es legal reproducir, duplicar o transmitir cualquier parte de este documento en forma electrónica o impresa. La grabación de esta publicación está estrictamente prohibida, y no se permite el almacenamiento de este documento a menos que cuente con el permiso por escrito del editor. Todos los derechos reservados.

La información provista en este documento se afirma que es veraz y coherente, en el sentido de que cualquier responsabilidad, en términos de falta de atención o de otro tipo, por el uso o abuso de cualquier política, proceso o dirección contenida en el mismo es responsabilidad absoluta y exclusiva del lector receptor. Bajo ninguna circunstancia se culpará o responsabilizará legalmente al editor por cualquier reparación, daño o pérdida monetaria debido a la información contenida en este documento, ya sea directa o indirectamente.

La información en este documento se ofrece únicamente con fines informativos, y es universal como tal. La presentación de la información es sin contrato o ni ningún tipo de garantía garantizada.

Las marcas comerciales que se utilizan son sin consentimiento, y la publicación de la marca comercial es sin el permiso o el respaldo del propietario de la marca comercial. Todas las marcas comerciales y marcas dentro de este libro son solo para fines aclaratorios y son propiedad de los propios propietarios, no están afiliados a este documento.

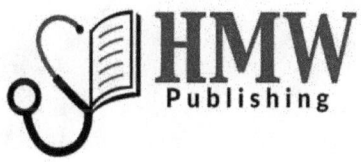

Para más grandes libros visite:

HMWPublishing.com

www.ingramcontent.com/pod-product-compliance
Lightning Source LLC
Chambersburg PA
CBHW071114030426
42336CB00013BA/2081